El Libro de Cocina Vegano Definitivo

Recetas fáciles e infalibles para principiantes y avanzados. Bajar de peso rápidamente y restablecer el metabolismo

Escrito por
JANE BRACE

© **Copyright 2021 - Todos los derechos reservados.**

El contenido contenido en este libro no puede ser reproducido, duplicado o transmitido sin el permiso directo por escrito del autor o del editor.

En ninguna circunstancia se tendrá ninguna culpa o responsabilidad legal contra el editor, o autor, por ningún daño, reparación o pérdida monetaria debido a la información contenida en este libro. Directa o indirectamente.

Aviso legal:

Este libro está protegido por derechos de autor. Este libro es sólo para uso personal. No puede modificar, distribuir, vender, usar, citar o parafraseando ninguna parte, o el contenido dentro de este libro, sin el consentimiento del autor o editor.

Aviso de exención de responsabilidad:

Tenga en cuenta que la información contenida en este documento es solo para fines educativos y de entretenimiento. Todo el esfuerzo se ha ejecutado para presentar información precisa, actualizada y confiable y completa. No se declaran ni implican garantías de ningún tipo. Los lectores reconocen que el autor no está participando en la prestación de asesoramiento legal, financiero, médico o profesional. El contenido de este libro se ha derivado de varias fuentes. Consulte a un profesional con licencia antes de intentar cualquier técnica descrita en este libro.

Al leer este documento, el lector está de acuerdo en que en ninguna circunstancia es el autor responsable de ninguna pérdida, directa o indirecta, que se incurra como resultado del uso de la información contenida en este documento, incluyendo, pero no limitado a, —errores, omisiones o inexactitudes.

Tabla de contenidos

LECHE DE10 ALMENDRAS 910

JARABE SIMPLE12 1012

JARABE DE FECHA13 1113

LA MEJOR MANTEQUILLA DE NUECES14 1214

VINAGRE DE SIDRA DE MANZANA16 1316

EXTRACTO DE VAINILLA18 1518

PASTELES Y INGREDIENTES ASESINOS19 1619

PASTEL DE COMIDA DEL DIABLO23 1923

PASTEL DE CHOCOLATE ALEMÁN26 2126

PASTEL DE MÁRMOL29 2329

PIÑA CEREZA AL REVÉS PASTEL31 2531

PASTEL DE ACEITE DE OLIVA34 2734

PASTEL DE PLÁTANO36 2936

CUPCAKES BOURBON CARAMEL41 3341

CUPCAKES AMARILLOS CLÁSICOS44 3644

PASTEL CREMA BOSTON CUPCAKES47 3847

CUPCAKES CAPUCHINOS51 4151

PASTEL DE MANZANA55 4555

PASTEL DE LIMÓN58 4758

PASTEL DE MANZANAS DE ZANAHORIA61 4961

PASTEL BUNDT DE COLIBRÍ63 5163

PASTEL DE RON65 5365

PAN DE PLÁTANO CLÁSICO70 5770

PAN DE CALABAZA CON CHISPAS DE CHOCOLATE73 5973

PAN DE PASAS DE CANELA75 6175

ROLLO DE CALABAZA77 6377

TARTA CORTA DE FRESA80 6680

HORNOS PEQUEÑOS83 6883

BOMBAS DE CEREZO86 7186

CHOCOLATE WHOOPIE PIES89 7389

SÁNDWICHES DE HELADO DE BAYAS DE SÉSAMO94 7794

ROLL-UPS DE FRUTAS96 7996

MINI BRIOCHES RELLENOS DE HELADO DE ALMENDRAS DE CHOCOLATE98 8098

MANTEQUILLA DE MANGO Y JENGIBRE WHOOPIE PIES100 82100

SÁNDWICHES DE PASTEL DE CRIANZA DE PLÁTANOS103 84103

CREMA DE JENGIBRE CRÊPES CON PERAS106 86106

SÁNDWICHES BROWNIE DE MANTEQUILLA DE MANÍ108 88108

OREO WAFFLEWICHES110 90110

PAN REMOLINO DE CANELA114 93114

BRIOCHE116 95116

PAN MONSTRUO VERDE118 97118

CONVERSIONES MÉTRICAS121 100121

CONCEPTOS BÁSICOS CASEROS

LECHE DE ALMENDRAs

RENDIMIENTO: 6 TAZAS

Hay un montón de leches no lácteas para elegir, pero la leche de almendras es fácil de hacer. Si bien hay muchas opciones empaquetadas disponibles, es muy fácil de hacer usted mismo, y la ventaja es que no hay aditivos ni ingredientes adicionales, además de que el sabor es mucho más rico que el comprado en la tienda.

2 tazas de almendras crudas

6 tazas de agua

- Mezcle las almendras y el agua en una licuadora de alta velocidad durante unos 7 minutos, o hasta que estén bien mezclados en un líquido grueso. Colar a través de una tela de queso. Se mantendrá en la nevera durante 3 a 5 días.

Puede desechar la pulpa de almendras o usarla para un reemplazo de harina o una solución proteica en los batidos de la mañana. Para el reemplazo de harina: Precaliente el horno a 375°F. Esparce una capa uniforme y delgada de pulpa de almendras en una hoja de galletas sin desengrasar y hornea durante 10 a 12 minutos, o hasta que esté ligeramente tostada. Para secar con un deshidratador, extienda la pulpa sobre una hoja deshidratante en una capa fina uniforme y deshidrate a 130 °F, durante 5 horas o hasta que esté completamente seca.

JARABE SIMPLE

RENDIMIENTO: 1 1/4 TAZAS

Puede ser sólo azúcar y agua, pero mantener un frasco de jarabe simple alrededor hará que los cócteles sin esfuerzo, mocktails, bebidas de café, ¡y más! Esto dura indefinidamente si se almacena en la nevera. Si comienza a cristalizarse, simplemente caliente de nuevo sobre la estufa hasta que se disuelva una vez más.

1 taza de azúcar

1/2 taza de agua

- A fuego medio en una cacerola pequeña, calienta los ingredientes hasta que el azúcar se haya disuelto por completo y la mezcla pasa de turbia a mayormente clara. Retirar del fuego antes de que llegue a ebullición. Deja que se enfríe por completo. Úsalo según sea necesario en recetas que requieran jarabe simple. Conservar en un recipiente hermético en el refrigerador durante un tiempo de hasta 4 semanas.

JARABE DE FECHA

RENDIMIENTO: 1 1/2 TAZAS

Esto hace un fantástico edulcorante refinado sin azúcar que se puede utilizar en lugar de azúcar o agave en muchas recetas. Mantenga un frasco de esto alrededor para añadir a batidos o yogur no lácteo simple por las mañanas.

20 fechas de Medjool

Agua para remojar

1 1/3 tazas de water adicional

- Coloque las fechas en un tazón mediano. Cubra con agua y cubra con un plato de ensalada. Deje remojar durante 8 horas, escurrir y reemplazar el agua, y luego deje que las fechas empapen de 4 a 6 horas adicionales.
- Escurrir las fechas por completo y luego eliminar las semillas y la parte superior de las fechas. Colóquelo en una licuadora junto con 1 1/3 tazas de agua y mezcle hasta que quede extremadamente suave, raspando los lados a menudo.
- Conservar en un recipiente hermético en el refrigerador durante un mes.

LA MEJOR MANTEQUILLA DE NUECES

RENDIMIENTO: 3 TAZAS

Los cacahuetes son la estrella del espectáculo a continuación, pero este método funciona bien con otros frutos secos asados, que es útil con una alergia al maní. Pruebe en su lugar almendras tostadas o crudas, anacardos o semillas de girasol. A pesar de que las mantequillas de nueces están ampliamente disponibles en casi todas las tiendas de comestibles en los Estados Unidos, creo que casero es mucho más sabroso, y es mucho más barato. ¡Y es fácil! Tan fácil, de hecho, que tal vez te preguntes por qué no lo habías probado antes.

3 tazas de cacahuetes asados secos, sin sal (o nueces o semillas de su elección)

1 cucharadita de sal, o al gusto

1 cucharadita de extracto de vainilla

- Coloca los cacahuetes en un procesador de alimentos y mezcla hasta que estén muy suaves, unos 7 minutos, raspando los lados del tazón según sea necesario. Agregue el extracto de sal y vainilla y mezcle bien. Conservar en un recipiente hermético durante un tiempo de hasta 3 meses.

VINAGRE DE SIDRA DE MANZANA

RENDIMIENTO: 2 GALONES

Vinagre de manzana es una de esas cosas que es *mucho* mejor casero y se puede hacer mucho más barato en casa que comprado en la tienda. Todo lo que se necesita es algunas manzanas y mucha paciencia (como 2 meses), pero el resultado final vale la pena la espera. Y, no tengas miedo de la gelatinosa "madre" o las "levaduras" que flotan en el frasco ... eso es lo que hace que el vinagre bueno! Necesitarás un frasco o recipiente de vidrio de 2 galones con una boca ancha, así como un pedazo de tela de queso, aproximadamente 16 × 16 pulgadas, y una banda de goma.

10 manzanas, picadas aproximadamente en trozos grandes: semillas, tallos y todo

1/4 de taza de azúcar

Agua

- Coloque las manzanas en el frasco grande, empujando suavemente hacia abajo con un cucharón para empacar las manzanas. También puede utilizar un platillo limpio o un plato pequeño para pesar las manzanas dentro del recipiente. A continuación, agregue el azúcar y luego cubra las manzanas con agua para que estén completamente sumergidas. Cubra con la tela de queso y luego asegure con una banda de goma. Esto mantiene a las criaturas fuera, pero todavía permite que el aire ayude al proceso a lo largo. Coloque el frasco cuidadosamente en un lugar fresco y oscuro durante 1 semana.

- Colar las manzanas del vinagre y reemplazar la tela de queso. En este punto puede transferirlo a un contenedor diferente, o varios. Sólo asegúrese de que los contenedores están totalmente limpios. Tapa de nuevo con tela de queso y banda de goma y colóquelo de nuevo en un lugar fresco y oscuro durante 6 a 8 semanas más. ¡Y eso es todo! Tienes el mejor dinero de vinagre atrevido que no tiene que comprar. Puedes embotellarlo y almacenar como lo harías con cualquier botella de vinagre. Conservar en un recipiente hermético durante 6 meses a 1 año y más allá.

Para esterilizar los recipientes, un buen lavado con agua jabonosa muy caliente, un enjuague caliente, y preferiblemente una carrera a través del lavavajillas, con ciclo seco - funciona perfectamente.

extracto de vainilla

RENDIMIENTO: 5 TAZAS

Aunque el extracto de vainilla es bastante fácil de conseguir, las cosas hechas en casa son superiores en sabor y durarán prácticamente para siempre. Me gusta hacer un gran lote a la vez y botella para regalar a los amigos. Las botellas de extracto de vainilla oscura funcionan bien para almacenarlas. ¡Simplemente frotar las etiquetas y reemplazarlos con nuevo!

5 tazas de bourbon (el vodka también funciona bien)

12 granos de vainilla, partidos

- Vierta 5 tazas de bourbon en un frasco o botella limpio. Coloque los granos de vainilla en la botella de bourbon y vuelva a sear firmemente. Colóquelo en un lugar fresco y oscuro, como una despensa, y guárdelo durante 3 meses. Después de tres meses, puede usarlo directamente de la botella o botella individualmente, dejando al menos 1 vainilla en cada botella. A medida que la botella se vacía, sustitúyala por más bourbon. Después de un año, reemplace los granos de vainilla por nuevos. Conservar en recipiente hermético.

DATO DULCE

Los frijoles vainilla son la segunda especia más cara después del azafrán porque cultivar y cosechar los frijoles es increíblemente laborioso.

PASTELES Y INGREDIENTES ASESINOS

Los pasteles son probablemente los alimentos de celebración más icónicos, siendo la última pieza central en cumpleaños y bodas, pero disfruto horneándolos "sólo porque" de vez en cuando, también. En las siguientes páginas, encontrarás todo lo que necesitas para hacer el pastel perfecto, ya sea para una boda pequeña o un simple brunch de domingo.

CONCEPTOS BÁSICOS DEL PASTEL

PREPARAR E CONGELAR UN PASTEL DE CAPA

Hacer capas uniformes

¿Alguna vez horneaste un pastel y una vez decorado, encuentras que es un poco "más redondo" de lo que esperabas? Estoy aquí para hacerle saber que no eres tú, ¡es la naturaleza del pastel! A menos que los pasteles hayan sido nivelados, si intentas apilarlos, terminarás con un montículo bastante desigual de pastel que se inclina por los lados, que, aunque sabroso, no es el más atractivo estéticamente. Las bandas de hornear son útiles, y las recomiendo absolutamente si estás tratando de abordar grandes proyectos, como pasteles multicapa.

Para hacer capas perfectamente uniformes, asegúrese de dividir su masa uniformemente entre sartenes. Use bandas de hornear (empapadas en agua y luego exprimidas) para aumentar las probabilidades de incluso hornear. Una vez que los pasteles hayan horneado, déjelos enfriar en las sartenes durante unos 30 minutos. Después de que se enfríen ligeramente, deslice suavemente un cuchillo alrededor de los bordes de la sartén para liberar, y una vez que los pasteles se hayan enfriado por completo, invierta cada uno una vez en un plato y luego vuelva a colocarlo para que la parte superior del pastel esté mirando hacia arriba. Básicamente, estás volteando ambos pasteles fuera de las sartenes y sólo asegurándose de que la parte inferior está en la parte inferior y la parte superior está en la parte superior.

Usa un cuchillo largo dentado para cortar solo las tapas del pastel para que ambas rondas de pasteles parezcan muy niveladas. Utilice el exceso de pastel para migajas ... o simplemente comerlo! ¡Ahora tu pastel está listo para ser decorado!

ABRIGO DE MIGAJAS

El escenario: Horneas un pastel fabuloso y un glaseado perfectamente complementario, y estás muy emocionado de mostrárselo a tu familia y/o amigos. Pero, una vez esmerilado, estás devastado al descubrir que has moteado todo tu pastel con guijarros de migas de pastel en lugar de una capa suave y sedosa de glaseado. Este es un problema común, amigo, y se puede remediar. ¡Abrigo de migaja al rescate!

Para un abrigo de migaja fácil

Usa una pequeña porción del glaseado para crear una fina capa de glaseado: cubre cada capa sin preocuparte por mantener las migajas fuera de la guinda; ¡para eso es este paso! Desmenuzalo.

Ahora, coloque una de las capas en un plato de pastel o plato de glaseado constante.

Asegúrese de remacar cada capa liberalmente con glaseado y presione suavemente para ajustar el relleno entre pasteles. Repita con tantas capas como tenga. Congele el pastel brevemente, unos 15 minutos, o hasta que el glaseado se haya endurecido totalmente.

¡Ahora estás listo para la última capa de glaseado! Escarcha todo el pastel de nuevo con una gruesa capa de glaseado y decora con cualquier tubería de lujo que puedas soñar.

PASTEL DE COMIDA DEL DIABLO

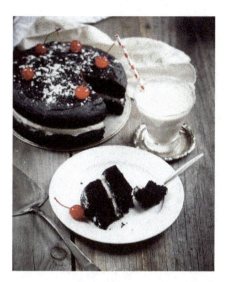

RENDIMIENTO: UN PASTEL DE 9 × DE 13 PULGADAS O 12 CUPCAKES

Una receta clásica para fiestas de cumpleaños y otras celebraciones, esta versión es tan cercana a la auténtica, en sabor y textura de todos modos, como se puede conseguir. El ingrediente sorpresa es tahini, la pasta de semillas de sésamo comúnmente utilizada en platos salados como el hummus.

11/4 tazas de harina de sorgo

3/4 de taza de cacao en polvo extra oscuro

1/2 taza de almidón de patata

1/4 de taza de harina de trigo sarraceno

1/4 de taza de harina de arroz blanco dulce

2 cucharaditas de goma xanthan

2 cucharaditas de bicarbonato de sodio

1 cucharadita de polvo de hornear

1/4 cucharadita de sal

1/2 taza de aceite de oliva

1 1/2 tazas de azúcar

2 cucharadas de tahini

1 taza de café extrafuerte, frío

1 taza de leche de coco

2 cucharadas de vinagre de sidra de manzana

- Precaliente el horno a 350 °F y engrase y enharina ligeramente una sartén de 9 × pastel de 13 pulgadas o forre 12 latas de cupcake con revestimientos de papel.
- En un tazón mediano, combine la harina de sorgo, el cacao en polvo, el almidón de patata, la harina de trigo sarraceno, la harina de arroz blanco dulce, la goma xantana, el bicarbonato de sodio, el polvo de hornear y la sal. Batir bien para asegurarse de que todo está completamente combinado.
- En un tazón grande, combine el aceite de oliva, el azúcar y el tahini. Agregue un tercio de la mezcla de harina y revuelva hasta que esté bien combinada. Mezcle el café y la leche de coco y la mezcla de harina restante un poco a la vez hasta que todo se haya incorporado. Agregue el vinagre hasta que la masa esté suave y esponjosa.

- Esparce la masa del pastel en una sartén preparada, o deja caer aproximadamente 1/2 taza de masa en cada forro de cupcakes. Hornee durante 27 a 30 minutos para pasteles de sábanas o cupcakes, o hasta que el cuchillo insertado en el centro del pastel salga limpio. Deje enfriar completamente antes de glasear. Conservar cubierto durante un tiempo de hasta 3 días.

PASTEL DE CHOCOLATE ALEMÁN

RENDIMIENTO: 1 PASTEL

El nombre "Pastel de Chocolate Alemán" es en realidad una corrupción de "Pastel de Chocolate alemán" ... es decir, la barra de chocolate "alemana" que lleva el nombre de su creador, sam German, empleado de Baker's Chocolate Company. En algún lugar en el camino, este postre se conoció como pastel de chocolate alemán, a pesar de que es bastante americano. Como quiera que lo llames, es tierno y ligero en color que el pastel de chocolate tradicional; esta receta utiliza piezas de chocolate en lugar de cacao en polvo para darle ese sabor a chocolate. También puedes hornear estos como cupcakes, simplemente reducir el tiempo de horneado a 25 minutos, o hasta que un cuchillo insertado en el centro salga limpio. Cubra con la guinda recomendada.

3/4 de taza de piezas de chocolate no lácteos o patatas fritas

3/4 de taza de agua, más 4 cucharadas de agua

2 cucharadas de harina de linaza

1 1/4 de taza de harina de arroz integral

1/2 taza de harina de teff

2 cucharaditas de goma xanthan

1 taza de almidón de patata

1/4 de taza de harina de tapioca

1 cucharadita de polvo de hornear

1 cucharadita de bicarbonato de sodio

3/4 cucharadita de sal

1 taza de margarina no láctea

1 3/4 tazas de azúcar

1 cucharadita de extracto de vainilla

1/2 taza de leche no láctea

2 cucharadas de vinagre de sidra de manzana

- Precaliente el horno a 350°F. Ligeramente grasa y polvo con cacao en polvo dos sartenes redondas de 9 pulgadas.

- En una cacerola pequeña a fuego medio-bajo, calienta el chocolate y 3/4 de taza de agua hasta que el chocolate se derrita, revolviendo a menudo. Retirar del fuego y dejar a un lado.

- En un tazón pequeño, combine la comida de linaza y 4 cucharadas de agua y deje reposar durante 5 minutos, hasta que estén gelificadas.

- En un tazón grande, tamiza la harina de arroz integral, la harina de teff, la goma xanthan, el almidón de patata, la harina de tapioca, el polvo de hornear, el bicarbonato de sodio y la sal.

- Agregue la margarina, el azúcar, el extracto de vainilla y la leche nondairy a la mezcla de chocolate y revuelva bien para combinar. Mezcle la mezcla de harina junto con la comida de linaza preparada. Revuelva bien, al menos cincuenta trazos o 1 minuto, y luego agregue el vinagre.

- Divida la masa de pastel uniformemente entre las dos sartenes de pastel y hornee durante 25 a 30 minutos, o hasta que el cuchillo insertado en el centro salga limpio.

- Deje enfriar por completo, invertir de la sartén, y luego remacar cada capa con glaseado de chocolate alemán. Conservar cubierto durante un tiempo de hasta 3 días.

PASTEL DE MÁRMOL

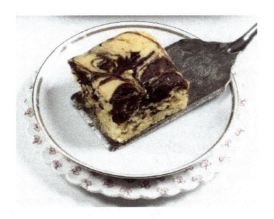

RENDIMIENTO: 10 PORCIONES

Este magnífico pastel no necesita glaseado en mi opinión, ya que ofrece un montón de dulce, dulce, bondad todo por su solitario. Además, servido desvestido es la mejor manera de mostrar sus llamativos remolinos.

3/4 de taza de harina de arroz blanco

1/2 taza de harina de arroz integral

3/4 de taza de harina de frijol/garbanzo

1 taza de almidón de patata

11/2 cucharaditas de goma xanthan

21/2 cucharaditas de polvo de hornear

1 cucharadita de bicarbonato de sodio

1 taza de azúcar

1 cucharadita de sal

3/4 de taza de aceite de oliva

2 tazas de agua muy fría

2 cucharadas de jugo de limón

1/4 de taza de cacao en polvo

- Precaliente el horno a 350°F. Engrase ligeramente una sartén de 8 × de 8 pulgadas. En un tazón grande, mezcle las harinas de arroz, el frijol, el almidón de patata, la goma xanthan, el polvo de hornear, el bicarbonato de sodio, el azúcar y la sal. Agregue el aceite de oliva, el agua y el jugo de limón y revuelva bien para lograr una masa muy suave.

- Vierta aproximadamente un tercio de la masa en un tazón y bata el cacao en polvo hasta que se mezcle uniformemente. Extienda la masa amarilla de la torta en la bandeja para hornear preparada y luego deje caer dollops de la masa de chocolate sobre el amarillo. Usa un cuchillo de mantequilla para arremolinar suavemente las dos masas juntas en un patrón suelto y uniforme.

- Hornee el pastel durante 35 a 40 minutos, o hasta que un cuchillo insertado en el medio salga limpio. Deja enfriar antes de cortar con un cuchillo dentado. Conservar cubierto durante un tiempo de hasta 3 días.

Al empañar la masa, asegúrese de ir todo el ancho del pastel para obtener la más profunda variación del contraste entre los remolinos amarillo y chocolate. ¡Y no lo hagas en exceso! Un pequeño remolino va un largo camino, y demasiado enturbiará el patrón.

PIÑA CEREZA AL REVÉS PASTEL

RENDIMIENTO: 8 PORCIONES

Este pastel es uno de los favoritos para muchos. pastel de cumpleaños. ¡Definitivamente aumenta el atractivo de que el pastel hace su propia guinda!

2/3 taza de margarina fría no láctea

3/4 de taza de azúcar

1 cucharadita de extracto de vainilla

1/3 taza de harina de tapioca

1/2 cucharadita de sal marina

1 cucharadita de goma xanthan

3 cucharaditas de polvo de hornear

1/4 de taza de agave

2 tazas de harina de frijol/garbanzo

1 taza de jugo de piña

1/2 taza de leche no láctea (sin endulzar)

4 cucharadas de margarina ablandada

1/2 taza de azúcar morena

7 anillos de piña, enlatados o frescos

7 cerezas maraschino

- Precaliente el horno a 350 °F y engrase ligeramente los lados de una sartén de 8 pulgadas.

- En un tazón grande, crema juntos la 2/3 taza de margarina y azúcar hasta que estén esponjosos. Mezcle el extracto de vainilla, la harina de tapioca, la sal marina, la goma xantana, el polvo de hornear y el agave hasta que se mezclen. Agregue el frijol un poco a la vez, alternando con el jugo de piña, hasta que se haya añadido todo. Batir la leche nondairy y mezclar hasta que la masa del pastel es muy suave, al menos cincuenta golpes. Si está utilizando una batidora eléctrica, déjela funcionar en medio durante aproximadamente 1 minuto. (¡La masa sabrá desagradable debido a la harina cruda de garbanzos!)

- Extienda las 4 cucharadas adicionales de margarina en la parte inferior de la sartén de forma primaveral, cubriendo completamente. Espolvoree uniformemente el azúcar morena y organice las rodajas de piña para caber cómodamente en la parte inferior de la sartén de forma primaveral. Coloca las cerezas maraschino en los agujeros de los anillos de piña para un toque de color. Esparce la masa del pastel suavemente sobre las piñas y colóquela en el estante del horno central con una sartén grande colocada debajo para atrapar cualquier goteo.

- Hornee durante unos 50 a 55 minutos, o hasta que un cuchillo insertado en el medio salga limpio. Los bordes serán de color marrón muy oscuro, pero el medio debe ser brillante y dorado. Deje que el pastel se enfríe en la sartén durante 20 a 30 minutos antes de soltar la forma de resorte e invertir el pastel en un plato. Sirva a temperatura cálida o ambiente. Conservar cubierto durante un tiempo de hasta 3 días.

PASTEL DE ACEITE DE OLIVA

RENDIMIENTO: 1 PASTEL, UNAS 8 PORCIONES

Este pastel húmedo y denso es un postre clásico italoamericano y cuenta con los matices florales del aceite de oliva en lugar de aceite de coco o margarina. Sirva después de un delicioso plato de pasta y ensalada abundante, junto con una cucharada de helado.

1 taza de harina de arroz integral superfina

1/2 taza de almidón de patata

1/4 de taza de harina de tapioca

1 cucharadita de goma xanthan

1 cucharadita de sal

2 cucharaditas de polvo de hornear

1 taza de azúcar

3 cucharadas de jugo de limón

3/4 de taza de aceite de oliva

1/2 taza + 2 cucharadas de leche no láctea

Azúcar en polvo, para desempolvar

- Precaliente el horno a 350°F. Engrase ligeramente y (arroz integral) la harina de una sartén redonda de 8 pulgadas.
- En un tazón grande, mezcle la harina de arroz integral superfina, el

almidón de patata, la harina de tapioca, la goma xantana, la sal, el polvo de hornear y el azúcar. Agregue el jugo de limón, el aceite de oliva y la leche nondairy y bata hasta que quede muy suave. Esparce la masa en la sartén preparada y hornea durante 40 minutos, o hasta que el marrón ligeramente dorado en los bordes y un cuchillo insertado en el centro salgan limpios. Deje enfriar antes de desempolvar ligeramente con azúcar en polvo y corte con un cuchillo dentado. Conservar cubierto durante un tiempo de hasta 3 días.

PASTEL DE PLÁTANO

RENDIMIENTO: UN PASTEL DE 2 CAPAS

Si te gustan los plátanos, adorarás este pastel. Lo disfruto especialmente combinado con un esponjoso glaseado de chocolate o ganache de chocolate negro.

3 plátanos grandes muy maduros (las cáscaras deben ser marrones)

2/3 taza de aceite de oliva

1 taza de azúcar

1/3 taza de azúcar morena

1 cucharadita de extracto de vainilla

1 cucharadita de sal

1 1/2 tazas de harina de arroz integral

3/4 de taza de almidón de patata

1/3 taza de harina de tapioca

1 cucharadita de goma xanthan

2 cucharaditas de polvo de hornear

2 cucharaditas de bicarbonato de sodio

1/2 taza de yogur sencillo sin lácteos

3 cucharadas de vinagre de sidra de manzana

- Precaliente el horno a 350°F y engrase ligeramente y (arroz integral) enharina dos sartenes redondas de 8 pulgadas.
- En un tazón grande, mezcle los plátanos hasta que estén bien machacados. Batir el aceite de oliva, azúcares y extracto de vainilla hasta que quede suave. Añadir gradualmente el resto de los ingredientes, mezclando bien después de cada adición. Extienda la masa entre las dos bandejas para hornear preparadas y hornee en el estante central durante unos 30 a 35 minutos, o hasta que un cuchillo insertado en el centro salga limpio. Deje enfriar en sartenes durante unos 15 minutos, luego ejecute suavemente un cuchillo alrededor de los bordes de las sartenes para liberar. Invierta las tortas en un estante de enfriamiento de alambre y deje enfriar completamente antes de glasear. Una vez enfriado, siga las instrucciones para preparar y congelar un pastel de capa. Simplemente cubra las tapas de un pastel con glaseado, emparedecie con otro pastel y cubra la segunda capa con glaseado. Conservar en recipiente hermético o plato de pastel durante un tiempo de hasta 3 días.

Esta receta también hace un delicioso pastel de hojas. Simplemente engrase y enharina ligeramente una sartén de 9 × de 13 pulgadas, extienda la masa preparada uniformemente y hornee durante 30 a 35 minutos, o hasta que un cuchillo insertado en el medio salga limpio.

magdalenas

CUPCAKES DE CARAMELO BOURBON

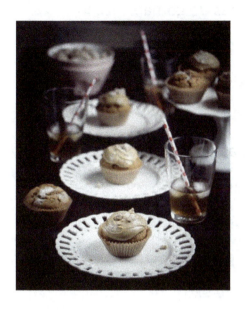

RENDIMIENTO: 12 CUPCAKES

El bourbon es uno de mis sabores favoritos absolutos porque se combina tan perfectamente con mis otros sabores favoritos, vainilla y azúcar morena. Estos chicos malos promocionan los tres sabores y hacen una gran adición a una bandeja de postres. ¿No le gusta tanto el bourbon? Se puede reemplazar con sidra de manzana o leche nondairy.

1 1/4 tazas de harina de arroz integral superfina

3/4 de taza de harina de sorgo

3/4 de taza de almidón de patata

1/4 de taza de harina de arroz blanco dulce

11/2 cucharaditas de goma xanthan

2 cucharaditas de polvo de hornear

1 cucharadita de bicarbonato de sodio

1 cucharadita de sal

3/4 de taza de aceite de oliva

1 taza de azúcar morena

1/3 taza de azúcar

2 cucharadas de melaza

2 cucharaditas de extracto de vainilla

1 cucharada de semilla de chía molida mezclada con 1/4 de taza de agua

1/2 taza de bourbon

1 taza de agua helada

- Precaliente el horno a 350°F. Latas de muffins de línea 12 con revestimientos de papel.

- En un tazón mediano, mezcle la harina de arroz integral, la harina de sorgo, el almidón de papa, la harina de arroz blanco dulce, la goma xantana, el polvo de hornear, el bicarbonato de sodio y la sal.

- En un tazón separado y más grande, combine el aceite de oliva, los azúcares, la melaza, 1 cucharadita del extracto de vainilla y la mezcla de chía. Agregue un poco de la mezcla de harina, el bourbon y un poco de agua fría, además de la cucharadita restante de extracto de vainilla y mezcle hasta que quede suave. Repita con la mezcla de harina y el agua hasta que todos se hayan incorporado por completo. Mezcle la masa a alta velocidad durante 1 minuto con una batidora eléctrica, o unos cincuenta golpes a mano.

- Deja caer 1/3 taza de masa en cada lata de cupcake preparada y hornea durante 25 a 30 minutos, o hasta que un cuchillo insertado en el medio salga limpio. Dejar enfriar por completo antes de glasear con glaseado de caramelo. Conservar cubierto hasta 2 días.

CUPCAKES AMARILLOS CLÁSICOS

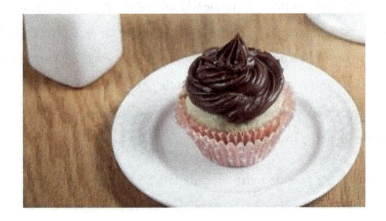

RENDIMIENTO: 24 CUPCAKES

Perfecto para fiestas de cumpleaños, especialmente cuando se combina con esponjoso glaseado de chocolate para un combo clásico.

3/4 de taza de harina de arroz blanco

1/2 taza de harina de arroz integral

3/4 de taza de harina de frijol/garbanzo

1/4 de taza de harina de arroz blanco dulce

3/4 de taza de almidón de patata

11/2 cucharaditas de goma xanthan

3 cucharaditas de polvo de hornear

1 cucharadita de bicarbonato de sodio

1 cucharadita de vainilla

3/4 de taza de margarina no láctea derretida

11/4 tazas de azúcar

11/4 tazas de leche de coco enlatada

1 taza de agua

21/2 cucharadas de vinagre de sidra de manzana

- Precaliente el horno a 350°F. Línea 24 latas de muffins con revestimientos de papel, o ligeramente grasa y harina (arroz integral) las tazas individuales.

- En un tazón grande, mezcle la harina de arroz blanco, la harina de arroz integral, el frijol, la harina de arroz blanco dulce, el almidón de patata, la goma xanthan, el polvo de hornear y el bicarbonato de sodio. Agregue gradualmente el resto de los ingredientes, a medida que se piden, y bata hasta que estén muy suaves. Deja caer un poco menos de 1/3 de taza de masa en las bandejas para hornear preparadas y hornea durante unos 27 minutos, o hasta que el cuchillo insertado en el centro salga limpio. Retire los cupcakes de la sartén y déjelos enfriar completamente en un estante antes de glasear. Conservar cubierto en recipiente hermético durante un tiempo de hasta 2 días.

Esta receta también se puede utilizar para hacer un pastel de hojas; hornear unos 10 a 15 minutos más, sólo hasta que un cuchillo insertado en el medio salga limpio.

PASTELITOS DE PASTEL CREMA DE

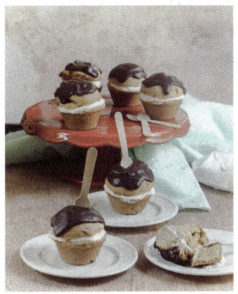

BOSTON

RENDIMIENTO: 12 CUPCAKES

Este tierno bizcocho con un relleno picante y cubierto con ganache es un homenaje al clásico postre Boston Cream Pie. En mi opinión, el relleno de crema picante es la mejor parte, ¡que proviene de la improbable adición de mayonesa!

pastel

1 1/3 tazas de harina de arroz integral superfina

1/4 de taza de harina de arroz blanco dulce

3/4 de taza de almidón de patata

2/3 taza de harina de frijol/garbanzo

2 cucharaditas de goma xanthan

3 cucharaditas de polvo de hornear

1 cucharadita de bicarbonato de sodio

1 cucharadita de sal

1 1/2 tazas de azúcar morena empacada

3/4 de taza de aceite de oliva

1 taza de leche de coco

1 1/4 tazas de agua muy fría

2 1/2 cucharadas de jugo de limón

relleno

1/3 taza de margarina no láctea

2 tazas de azúcar de confiteros

1 cucharada de leche no láctea

1 cucharada de jugo de limón

1 cucharada de mayonesa no láctea, como Vegenaise

1/2 cucharadita de goma xanthan

topping

1 receta Ganache de chocolate negro

- Precaliente el horno a 350°F. Forre una sartén con 12 revestimientos de papel, o engrase ligeramente y (arroz integral) la harina de las tazas individuales.

- En un tazón grande, mezcle la harina de arroz integral, la harina de arroz blanco dulce, el almidón de patata, el frijol, la goma xantana, el polvo de hornear, el bicarbonato de sodio y la sal.

- En el tazón de la batidora eléctrica, cremar juntos la azúcar morena, el aceite de oliva y la leche de coco. Agregue suavemente la mezcla de harina, alternando con el agua. Agregue el jugo de limón y mezcle a alta velocidad durante aproximadamente 1 a 2 minutos. Divida la masa entre las 12 latas de muffins y hornee durante 35 minutos, o hasta que se hinche alto y dorado, y el cuchillo insertado en el centro salga limpio. Deje que los cupcakes se enfríen por completo antes de llenar y rematar.

- Para hacer el relleno, combine todos los ingredientes usando una batidora eléctrica con un accesorio de batidor y látigo hasta que estén esponjosos. Usando un cuchillo dentado, corta la parte superior de los cupcakes justo encima de los papeles. Agregue aproximadamente 2 cucharadas de relleno y reemplace la parte superior. Coloque los cupcakes en el congelador sobre una superficie plana unos minutos antes de rematar con Ganache de chocolate negro. Guarde cupcakes ligeramente cubiertos en el refrigerador durante un tiempo de hasta 1 semana.

CUPCAKES CAPUCHINOS

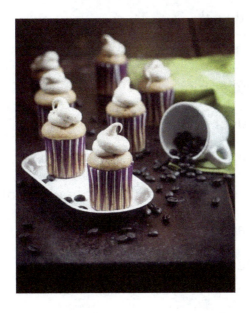

RENDIMIENTO: 12 CUPCAKES

Deja que estos cupcakes te transporten a tu cafetería favorita con notas de espresso oscuro profundo. El tierno pastel húmedo es un complemento perfecto para la cobertura recomendada del glaseado Mocha Fluff más ligero que el aire.

1 taza de harina de frijol/garbanzo

1/2 taza de harina de arroz blanco

1/3 taza de almidón de patata

1/4 de taza de harina de tapioca

1 1/2 cucharaditas de polvo de hornear

1 cucharadita de sal

1 cucharadita de goma xanthan

1/2 taza de azúcar morena

2/3 taza de azúcar

1/3 taza de aceite de oliva

3 cucharaditas de espresso instantáneo en polvo

1 1/2 tazas de agua

1 cucharada de vinagre de manzana

- Precaliente el horno a 350°F y forre 12 latas de muffins con revestimientos de papel, o rocíe ligeramente con aceite.

- En un tazón grande, mezcle el frijol, la harina de arroz blanco, el almidón de patata, la harina de tapioca, el polvo de hornear, la sal, la goma xantana y los azúcares. Hacer un pozo en el centro de la mezcla de harina y añadir en el aceite de oliva, espresso en polvo, agua, y vinagre. Revuelva para mezclar bien hasta que la masa esté suave. Llene las tazas alrededor de dos tercios llenos. Hornee durante 25 a 30 minutos, o hasta que el cuchillo insertado en el centro de uno de los cupcakes salga limpio. Deja que los cupcakes se enfríen por completo en un estante antes de glasear. Conservar cubierto hasta 2 días.

- Cubra con glaseado Mocha-Fluff.

PASTELES TUBE Y BUNDT

PASTEL DE MANZANA

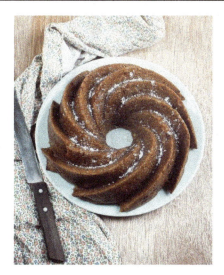

RENDIMIENTO: 1 PASTEL

Apple Cake es perfecto para hornear cuando quieres "wow" sin mucho alboroto. Este pastel es extra húmedo y sabroso con la adición de manzanas frescas. El secreto es cortar las manzanas finamente y uniformemente. No los quieres demasiado delgados, pero alrededor de 1/4 × 1 × 1 pulgada es justo.

3/4 de taza de harina de arroz integral

3/4 de taza de harina de frijol/garbanzo

1/2 taza de almidón de patata

1 cucharadita de goma xanthan

1 cucharadita de polvo de hornear

1 cucharadita de bicarbonato de sodio

2 cucharaditas de canela

3/4 de taza de margarina no láctea derretida

1 taza de azúcar

1/2 taza de azúcar morena

1 cucharadita de extracto de vainilla

1 taza de leche no láctea

1 cucharada de aceite de oliva

4 manzanas peladas, descuartizadas y cortadas en trozos finos

- Precaliente el horno a 350°F. Engrase ligeramente una sartén antiadherente de tamaño estándar.

- En un tazón mediano, mezcle la harina de arroz integral, el frijol, el almidón de patata, la goma xanthan, el polvo de hornear, el bicarbonato de sodio y la canela.

- Hacer un pozo en el centro y añadir el resto de los ingredientes excepto las manzanas, revolviendo bien después de todo se ha añadido. Mezcle bien, unos cincuenta trazos. Doble las manzanas hasta que estén completamente incorporadas. Extienda la masa de pastel en la sartén preparada y hornee durante 65 a 70 minutos, o hasta que un cuchillo insertado en el centro salga limpio. Si utiliza una sartén de diferentes tamaños, compruebe si se ha realizado alrededor de la marca de 40 minutos mediante la prueba de cuchillo.

- Deja enfriar durante 1 hora, y luego corre un cuchillo por el exterior y el interior del pastel para aflojar. Voltérate sobre una rejilla de alambre.

- Polvo con azúcar de confiteros justo antes de servir. Tienda cubierta hasta 2 días.

Este pastel está tan lleno de manzanas que se convierten en una gran parte de la estructura del pastel. ¡Asegúrese de dejar que su pastel se enfríe por completo antes de cortar, o puede tener una avalancha de pastel de manzana!

PASTEL DE LIMÓN

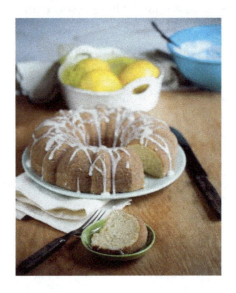

RENDIMIENTO: 1 PASTEL BUNDT

Los limones siempre me ponen de buen humor, y dominan este pastel. La acidez de los cítricos en este pastel se combina magníficamente con la textura ventilada. Recomiendo rematar con glaseado de limón o un simple polvo de azúcar de confitería.

1 taza de acortamiento no hidrogenado

11/2 tazas de azúcar

1/3 taza + 1 cucharada de jugo de limón

1 cucharada de ralladura de limón

1 taza de harina de frijol/garbanzo

1/3 taza de harina de arroz integral

1/2 taza de almidón de patata

1/2 taza de harina de tapioca

1 cucharadita de goma xanthan

1 cucharadita de sal

1/2 cucharadita de polvo de hornear

1/2 cucharadita de bicarbonato de sodio

1 taza de leche no láctea

- Engrase ligeramente una sartén bundt de tamaño estándar o dos sartenes redondas de 8 pulgadas. Harina muy ligeramente usando harina de arroz blanco. Precaliente el horno a 350°F.

- En un tazón grande de una batidora de pie, combine el acortamiento, el azúcar y el jugo de limón y mezcle hasta que quede suave y esponjoso. Agregue la ralladura de limón.

- En un tazón separado, mezcle el besan a través del bicarbonato de sodio y luego agregue la mezcla de harina en la mezcla de azúcar junto con la leche nondairy. Mezcle en bajo sólo hasta que se mezcle y luego suba la velocidad a alta y mezcle durante aproximadamente 1 minuto. La masa debe ser suave y esponjosa.

- Extienda la masa uniformemente en su sartén Bundt preparada y hornee en el estante central durante 40 a 50 minutos, o hasta que un cuchillo insertado en el centro salga limpio. Deja enfriar durante 1 hora y luego haz un cuchillo por el exterior y el interior del pastel para aflojar. Voltee sobre un bastidor de alambre y deje enfriar aún más. Cubra con glaseado delimón. Conservar cubierto hasta 2 días.

PASTEL DE MANZANAS DE ZANAHORIA

RENDIMIENTO: 1 PASTEL BUNDT

Este pastel es deliciosamente fragante y tierno con el sabor reconfortante de las manzanas y un hermoso color sutil de las zanahorias. Usa cualquier tipo de azúcar que quieras. Me encanta el jugo de caña evaporado estándar ... pero el azúcar de palma de color marrón claro o coco también se horneaba bien.

1/2 taza de harina de trigo sarraceno

3/4 de taza de harina de sorgo

3/4 de taza de almidón de patata

1 cucharadita de goma xanthan

1/2 cucharadita de sal marina

1/2 cucharadita de polvo de hornear

1 1/2 cucharaditas de bicarbonato de sodio

1 cucharadita de canela

1 1/4 tazas de azúcar

1/2 taza de aceite de oliva

1 taza de compota de manzana (sin endulzar)

2 cucharadas de jugo de limón

2 zanahorias medianas, ralladas

- Precaliente el horno a 350°F. Engrase ligeramente y (sorgo) la harina de un tubo de tamaño estándar o una sartén Bundt.

- En un tazón grande, mezcle la harina de trigo sarraceno, la harina de sorgo, el almidón de patata, la goma xanthan, la sal marina, el polvo de hornear, el bicarbonato de sodio, la canela y el azúcar.

- Agregue el aceite de oliva, la compota de manzana y el jugo de limón hasta que se mezclen bien y se haya formado una masa gruesa. Doble las zanahorias ralladas y extienda uniformemente la masa en la sartén preparada.

- Hornee en el estante central durante 40 a 45 minutos, o hasta que un cuchillo insertado en el centro salga limpio. Deje enfriar durante 20 minutos antes de correr suavemente un cuchillo alrededor del borde e invertir en un plato de servir plano. Conservar cubierto hasta 2 días.

PASTEL DE BUNDT DE COLIBRÍ

RENDIMIENTO: 1 PASTEL BUNDT

Una delicia popular del sur, que se teoriza que se originó en Jamaica, este pastel también era ampliamente conocido en un momento como "El pastel que no dura". Un divertido juego sobre el clásico tradicional sureño, este postre toma el pastel con todos sus deliciosos complementos como piña, plátano y nueces.

1 1/4 tazas de harina de arroz integral

3/4 de taza de harina de frijol/garbanzo

1 taza de almidón de patata

1 cucharadita de goma xanthan

2 1/2 cucharaditas de polvo de hornear

1 cucharadita de bicarbonato de sodio

1/2 cucharadita de sal

1/2 taza de margarina no láctea derretida

1 cucharadita de canela

1 taza de azúcar

3 plátanos muy maduros, machacados

1 taza de jugo de piña

1/2 taza de agua

1 cucharadita de extracto de vainilla

11/3 tazas de trozos pequeños de piña

1 taza de pacanas trituradas

Glaseado de queso crema, variación de glaseado

- Engrase ligeramente una sartén Bundt de tamaño estándar.

- En un tazón grande, mezcle la harina de arroz integral, el frijol, el almidón de patata, la goma xanthan, el polvo de hornear, el bicarbonato de sodio y la sal. Agregue la margarina, la canela, el azúcar, los plátanos, el jugo de piña, el agua y el extracto de vainilla y mezcle bien con un batidor hasta que quede suave. Dobla los trozos de piña. Espolvorea las pacanas en la sartén Bundt y vierte la masa sobre las pacanas. Hornee durante 70 minutos, o hasta que un cuchillo insertado en el pastel salga limpio. Deje enfriar en la sartén durante 20 minutos e invierta en un estante para enfriar por completo. Conservar cubierto en el refrigerador durante un tiempo de hasta 3 días.

- Cubra con glaseado de queso crema, variación de glaseado.

PASTEL DE RON

RENDIMIENTO: 10 PORCIONES

Esta es una joya de un pastel que mi madre hacía a menudo cuando yo era un niño, y que no apreciaba hasta que era un adulto de pleno derecho. Aunque la receta original de mi madre no es sin gluten ni vegana, puedo asegurarte de que esta versión es igual de increíble.

pastel

3/4 de taza de harina de arroz blanco

1/2 taza de harina de arroz integral

3/4 de taza de harina de frijol/garbanzo

1 taza de almidón de patata

1 1/2 cucharaditas de goma xanthan

2 1/2 cucharaditas de polvo de hornear

1 cucharadita de bicarbonato de sodio

1 taza de azúcar

1 cucharadita de sal

1/2 taza de ron

1 1/2 tazas de agua

1/2 taza de aceite de oliva

3 cucharadas de jugo de lima

1 taza de pacanas picadas o nueces

SALSA DE RON

1/2 taza de margarina no láctea

1/2 taza de ron

1/2 taza de agua

1 taza de azúcar

- Precaliente el horno a 325 °F y engrase ligeramente una sartén Bundt de tamaño estándar. En un tazón grande, mezcle las harinas, el almidón de patata, la goma xantana, el polvo de hornear, el bicarbonato de sodio, el azúcar y la sal.

- Hacer un pozo en el centro de la mezcla de harina y añadir el ron, agua, aceite de oliva, y jugo de lima. Revuelva bien hasta que la masa esté muy suave. Espolvorea las nueces picadas en la parte inferior de la sartén Bundt y luego coloca la masa encima de las nueces. Hornee durante 60 a 65 minutos en el estante medio del horno, hasta que se levante y se dore. Una vez que el pastel haya terminado de hornear, guárdelo en la sartén mientras haces la salsa de ron.

- Para la salsa, en una cacerola pequeña, combine la margarina, el ron, el agua y el azúcar. Lleve la mezcla a ebullición a fuego medio, revolviendo a menudo. Hierva durante 5 minutos y luego rocíe con jengibre la salsa en la parte superior del pastel mientras todavía está sentado cómodamente en la sartén. Deje reposar el pastel durante 45 minutos a 1 hora y luego invierta cuidadosamente el pastel en un plato plano. Servir a temperatura ambiente. Conservar cubierto hasta 2 días.

Asegúrese de dejar que este pastel se enfríe por completo antes de manipularlo, ya que es muy frágil mientras todavía está caliente.

68

PASTELES Y PANES DE PAN

PAN DE PLÁTANO CLÁSICO

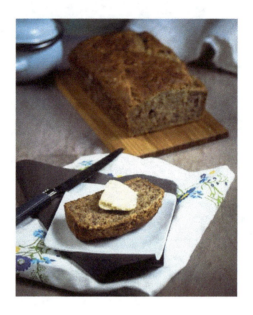

RENDIMIENTO: 1 PAN

Esta es una versión de ese pastel, menos el gluten y los huevos. Este pan de plátano se combina muy bien con una taza de nueces trituradas o nueces, así que lanza unas cuantas en la masa justo antes de que llegue a la sartén si te gustan tus panes un poco locos.

1/2 cucharada de semilla de chía molida

2 cucharadas de agua

3/4 de taza de azúcar

2 cucharaditas de bourbon o extracto de vainilla

4 plátanos medianos muy maduros (las pieles deben ser en su mayoría marrones)

1 taza de harina de arroz integral superfina

1/2 taza de harina de sorgo

1/2 taza de maicena

1/4 de taza de harina de tapioca

1 cucharadita de goma xanthan

1 cucharadita de sal

1 cucharadita de polvo de hornear

1 cucharadita de bicarbonato de sodio

- Precaliente el horno a 350 °F y engrase ligeramente una sartén de tamaño estándar con margarina o aceite de coco refinado.

- En un tazón pequeño, mezcle la semilla de chía con el agua y deje reposar durante 5 minutos hasta que se gelifica.

- En un tazón grande, usa un machacador de papas para mezclar el "huevo" de chía preparado, azúcar, bourbon y plátanos hasta que quede suave. Los grandes trozos de plátano no son tan buenos; se fomentan pequeños bultos.

- En un tazón más pequeño separado, mezcle los ingredientes secos restantes hasta que se mezclen. Revuelva gradualmente en la mezcla de plátano hasta que se junte en una masa gruesa.

- Coloca suavemente la masa uniformemente en la sartén preparada y hornea en el estante central durante 60 minutos, o hasta que un cuchillo insertado en el centro salga limpio. Una vez horneado, deje enfriar durante 10 minutos y luego ejecute un cuchillo a lo largo de los bordes de la sartén para aflojar. Transfiéralo a un bastidor de alambre para enfriarlo por completo. Conservar cubierto en recipiente hermético durante un tiempo de hasta 2 días.

PAN DE CALABAZA CON CHISPAS DE CHOCOLATE

RENDIMIENTO: 1 PAN

Un giro divertido en un viejo favorito, chips de chocolate añaden un toque extra de dulzura a este pan de calabaza húmedo. Para disfrutar de un regalo extra indulgente, úsalo como base de pan para la receta de Budín de Pan.

2 cucharadas de harina de linaza

4 cucharadas de agua

1/2 taza de margarina no láctea

11/2 tazas de azúcar

1 taza de puré de calabaza enlatado

3/4 de taza de harina de sorgo

1/3 taza de harina de trigo sarraceno

1/3 taza de almidón de patata

1/4 de taza de harina de arroz blanco dulce

1 cucharadita de goma xanthan

1/2 cucharada de polvo de hornear

3/4 cucharadita de bicarbonato de sodio

1/8 cucharadita de sal

1 taza de chips de chocolate no lácteos

- **Precaliente el horno a 350°F. En un tazón pequeño, combine la** comida de linaza y el agua y deje reposar durante 5 minutos, hasta que esté en gel. Engrase ligeramente y (sorgo) la harina de una sartén de vidrio de tamaño estándar.

- En un tazón grande, crema la margarina con el azúcar y luego incorpora la calabaza. Agregue la comida de linaza preparada.

- En un tazón más pequeño separado, mezcle la harina de sorgo, la harina de trigo sarraceno, el almidón de patata, la harina de arroz dulce, la goma xantana, el polvo de hornear, el bicarbonato de sodio y la sal.

- Incorporar gradualmente la mezcla de harina en la mezcla de calabaza y luego mezclar bien hasta que se forme una masa gruesa. Doble los chips de chocolate y esparce en la sartén preparada.

- Hornee en horno precalentado durante 70 a 75 minutos, o hasta que un cuchillo insertado en el centro salga limpio. Conservar cubierto en recipiente hermético durante un tiempo de hasta 2 días.

PAN DE PASAS DE CANELA

RENDIMIENTO: 1 PAN

Este pan fragante es una hermosa adición a una fiesta de té, con canela dulce y pasas regordetas salpicadas por todas partes. Este pan es excepcionalmente bueno tostado y adornado con mermelada de chía de frambuesa.

1 cucharada de levadura seca activa

1/4 de taza de azúcar

11/2 tazas de agua tibia, aproximadamente 105°F

3 cucharadas de aceite de coco

11/4 tazas de harina de trigo sarraceno

3/4 de taza de harina de sorgo

2 cucharaditas de canela

1 taza de almidón de patata

1/2 taza de harina de tapioca

2 cucharaditas de goma xanthan

1 cucharadita de sal

11/2 tazas de pasas

1/4 de taza de azúcar turbinado

- Precalentar el horno a 450°F. Engrase una sartén de tamaño estándar con aceite de oliva.

- En un tazón grande, combine la levadura con el azúcar y el agua; prueba hasta que espumoso, durante unos 5 minutos. Agregue el aceite de coco.

- En un tazón separado, mezcle la harina de trigo sarraceno, la harina de sorgo, la canela, el almidón de patata, la harina de tapioca, la goma xantana y la sal. Mezcle los ingredientes secos con los ingredientes húmedos y revuelva hasta que se mezclen. Dobla las pasas.

- Acaricia la masa uniformemente en la sartén engrasada. Cubra ligeramente con una toalla de cocina y deje reposar en un lugar cálido durante 1 hora. Espolvorea la parte superior del pan con el azúcar turbinado. Hornee el pan durante 15 minutos, luego reduzca el fuego a 375 °F y hornee durante 30 a 35 minutos adicionales, o hasta que el pan suene hueco cuando se toque.

- Deje enfriar durante 15 minutos y luego retírelo de la sartén. Deje enfriar por completo antes de cortar con un cuchillo dentado. Conservar cubierto en recipiente hermético durante un tiempo de hasta 2 días.

ROLLO DE CALABAZA

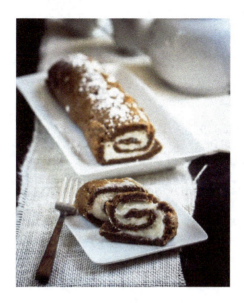

RENDIMIENTO: 8 PORCIONES

Este rollo de calabaza se congela excepcionalmente bien, lo que le permite simplemente despegar un poco cuando un antojo golpea y reservar un alijo de emergencia para más tarde. Es mi regalo para una solución dulce de finales de la noche, principios de otoño.

3 cucharadas de harina de linaza

6 cucharadas de agua

1/3 taza de harina de sorgo

2 cucharadas de harina de arroz integral

1 cucharada de almidón de patata

1/4 de taza de harina de tapioca

1 cucharadita de goma xanthan

1 cucharadita de sal

1 cucharadita de bicarbonato de sodio

1 taza de azúcar

1/2 cucharadita de canela

1/4 cucharadita de clavo de olor

1/4 cucharadita de nuez moscada

1 taza de puré de calabaza enlatado

1 cucharadita de jugo de limón

1 receta <u>Glaseado de queso crema</u>

- Precalentar el horno a 375°F. Forre una sartén enrollable de gelatina con una gran alfombra para hornear silicona o dos hojas de papel pergamino. Rocíe ligeramente con spray de aceite antiadherente, como PAM.

- Prepare su mezcla de "huevo" de semillas de lino mezclando la comida de linaza con el agua y permitiéndole descansar durante al menos 5 minutos, o hasta que esté espesa.

- En un tazón grande, mezcle todos los ingredientes secos y luego agregue el puré de calabaza, el jugo de limón y la comida de linaza preparada. Revuelva hasta que estén suaves y uniformemente mezclados. Extienda la mezcla uniformemente en forma rectangular en su hoja de galletas preparada, de aproximadamente 1/2 pulgada de espesor. Hornee durante 14 minutos en horno precalentado. Deje enfriar durante unos 5 minutos, y luego voltee cuidadosamente sobre un pedazo grande de envoltura de plástico en una superficie plana. Espolvoree ligeramente para cubrir con azúcar a los confiteros y luego coloque una toalla de té limpia en la parte superior del pastel (o, cubra un lado de la toalla con azúcar de los confiteros y coloque el azúcar hacia abajo en el pastel). Enrolle a lo largo, la toalla de té y todo, y deje enfriar unos 20 minutos en un lugar fresco (una ventana abierta durante el otoño es perfecta para esto). No dejes que se quede en la toalla demasiado tiempo, o puede pegarse.

- Desenrolle el rollo ligeramente enfriado y retire cuidadosamente la toalla. Esparce la guinda en el medio del pastel e vuelve a rodar inmediatamente a lo largo. Polvo con azúcar de confiteros. Refrigere durante al menos 2 a 3 horas antes de servir. Conservar cubierto en recipiente hermético en refrigerador durante un tiempo de hasta 1 semana o congelarse hasta por 3 meses.

Esta receta se hace mejor en un día seco. El clima húmedo o lluvioso puede hacer que la masa se vuelva pegajosa.

TARTA CORTA DE FRESA

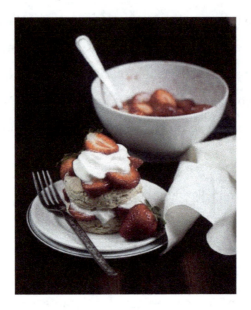

RENDIMIENTO: 8 SHORTCAKES

Nada dice verano como el sabor de las fresas endulzadas en lo alto de un delicado shortcake. ¡No olvides la crema de coco batida! Siéntase libre de ajustar la cantidad de azúcar dependiendo de la dulzura natural de sus bayas. Use más o menos azúcar según sea necesario.

SHORTCAKES

11/2 tazas de harina de arroz integral superfina

1/4 de taza de maicena

1/4 de taza de harina de tapioca

1 cucharadita de goma xanthan

2 1/2 cucharaditas de polvo de hornear

1/3 taza de azúcar

1/2 taza de margarina fría no láctea, cortada en trozos pequeños

1/2 taza de leche no láctea

1 cucharada de harina de semillas de lino

2 cucharadas de agua

MEZCLA DE FRESAS

3 tazas de fresas

1/2 taza de azúcar

- Precaliente el horno a 400°F. Forre una bandeja para hornear grande con papel pergamino o una alfombra de silicona. En un tazón grande, mezcle la harina de arroz integral, el maicena, la harina de tapioca, la goma xantana, el polvo de hornear y el azúcar. Usa los dedos para desmoronarse en la margarina hasta que la mezcla esté pebbly. Agregue la leche no láctea. Mezcle la comida de linaza con el agua y luego revuelva en la mezcla. Amasar ligeramente para formar una masa muy suave. Enrolle la masa entre dos hojas de pergamino hasta media pulgada de espesor y usando un cortador de galletas, cortado en rondas de 2 pulgadas. Coloque 2 pulgadas de distancia y hornee durante 17 a 20 minutos, o hasta que se doren ligeramente en los bordes.

- Enjuague y corte las fresas y deseche las verduras o reserve para otro uso, como batidos o verduras para ensaladas. Coloque las fresas en un tazón y mezcle con azúcar. Cubra y deje reposar durante 1 hora. Sirva con shortcakes y crema de coco batida endulzada con proporciones de cada uno para adaptarse a su fantasía. Almacene los pasteles por separado en recipiente hermético durante un tiempo de hasta 2 días.

HORNOS PEQUEÑOS

RENDIMIENTO: 24 PASTELES

Estos toman un poco de finura y tiempo para armar, pero el resultado final es tan divertido, ¡que querrá hacerlo todo de nuevo! Estas son una opción especialmente buena para llevar a los potlucks, o para servir en una cena, un modo la con un poco matcha anacardo helado, tal vez?

pastel

2 tazas de azúcar

11/2 tazas de aceite de oliva

3 cucharaditas de extracto de vainilla

1 cucharadita de sal

2 cucharaditas de polvo de hornear

13/4 tazas de harina de sorgo

1/4 de taza de harina de frijol/garbanzo

1/2 taza de harina de tapioca

1/2 taza de almidón de patata

2 cucharaditas de goma xanthan

1 taza de leche no láctea

2 cucharadas de vinagre

3 cucharadas de jugo de limón

relleno

1/2 taza de conservas de frambuesa

8 onzas de mazapán

glasear

1 receta Glaseado de Limón o Glaseado de Vainilla

2 onzas de chocolate no lácteo, derretido, para rociar

- Precaliente el horno a 350°F. Engrase y (sorgo) harina a 9 × bandeja para hornear de 13 pulgadas.

- En un tazón grande, combine el azúcar, el aceite de oliva, el extracto de vainilla y la sal y mezcle hasta que quede suave. En un tazón separado, mezcle el polvo de hornear, la harina de sorgo, el frijol, la harina de tapioca, el almidón de patata y la goma xantana. Agregue aproximadamente 1 taza de la mezcla de harina a la mezcla de azúcar y mezcle bien, y luego agregue la leche nondairy. Mezcle el resto de la mezcla de harina y mezcle bien, durante aproximadamente 1 minuto o cincuenta y cinco trazos. Agregue el vinagre y el jugo de limón. Extienda uniformemente en la bandeja para hornear preparada.

- Hornee a 350°F durante 40 a 45 minutos, sin interrupciones, hasta que el cuchillo insertado en el medio salga limpio. Deje enfriar durante unos 30 minutos y coloque suavemente un cuchillo alrededor del borde para liberarlo. Voltérate sobre una rejilla de alambre y deja enfriar completamente, durante al menos 2 horas.

- Una vez que la torta esté fresca, corte en 1 × cuadrados de 1 pulgada. Corta los cuadrados por la mitad, y luego extiende un poco de conservas (aproximadamente 1/2 cucharadita) en uno de los pasteles, y cubre con otro pastel para formar un sándwich. Repita hasta que todos los pasteles hayan sido cortados y emparedados juntos.

- Coloque el mazapán entre dos hojas de papel pergamino y enrolle lo más finamente posible sin rasgar el mazapán. Cortar uniformemente en 1 × cuadrados de 1 pulgada y colocar un pequeño cuadrado en la parte superior de los pasteles emparedados hasta que todos hayan sido cubiertos.

- Prepare el glaseado y sumerja inmediatamente los pasteles en el glaseado, uno por uno, y luego colóquelos en un estante de alambre con una gran hoja de galletas debajo. Deje que los pasteles se endurezcan brevemente y luego repitan con otra capa. Rocíe con chocolate derretido y deje reposar durante al menos 11/2 horas, o hasta que esté firme. Conservar cubierto en recipiente hermético durante un tiempo de hasta 2 días.

BOMBAS DE CEREZO

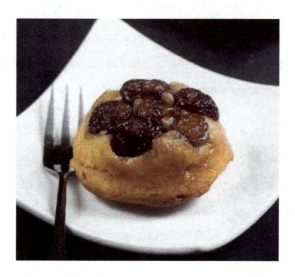

RENDIMIENTO: 6 PASTELES

Adoro estos pequeños postres. El pastel crujiente, esponjoso y masticable está cubierto con cerezas caramelizadas que ofrecen una explosión de sabor.

11/2 cucharaditas de margarina no láctea o aceite de coco

6 cucharadas de azúcar turbinado

2 tazas de cerezas dulces enteras, deshuesadas, tallos retirados

1/2 taza de harina de frijol/garbanzo

1/4 de taza de harina de arroz integral superfina

1/4 de taza de almidón de patata

1 cucharadita de polvo de hornear

1/2 cucharadita de goma xanthan

1/2 taza de azúcar

1/2 cucharadita de sal

2/3 taza de leche no láctea

1/4 de taza de aceite de oliva

2 cucharadas de jugo de lima

- Precaliente el horno a 350 °F y engrase liberalmente una lata de muffin grande de 6 cuentas con la margarina, dejando aproximadamente 1/4 cucharadita esparcida uniformemente en la parte inferior de las tazas. Espolvorea el azúcar turbinado en la lata de muffins, 1 cucharada uniformemente en cada taza. Coloca las cerezas para encajar cómodamente en los fondos de las latas, unas seis cerezas por taza, lados deshuesados mirando hacia arriba.

- En un tazón mediano, mezcle el frijol, la harina de arroz integral, el almidón de patata, el polvo de hornear, la goma xanhan, el azúcar y la sal. Agregue la leche nondairy, el aceite de oliva y el jugo de lima y bata hasta que estén esponjosos, unos cincuenta golpes o 1 minuto.

- Divida la masa uniformemente entre las 6 tazas y hornee durante 40 a 45 minutos, hasta que se dore en la parte superior y se hornee. Deje enfriar durante 5 minutos, y luego saque suavemente los pasteles con una cuchara grande, invirtiendo en un plato para servir. Conservar cubierto en nevera durante un tiempo de hasta 2 días.

Al elegir cerezas, busque frutas regordetas y de colores brillantes. Evita cualquier fruta que esté magullada o dañada, ya que la fruta magullada tiende a hacer que la fruta buena vaya mal rápidamente.

PASTELES DE CHOCOLATE WHOOPIE

RENDIMIENTO: 12 PIES

Un regalo cuyas raíces son de Maine, los pasteles de whoopie se han vuelto cada vez más populares a lo largo de los años. Viven en algún lugar entre un pastel y una galleta y tradicionalmente están rellenos de un glaseado esponjoso, pero llénalos con lo que quieras, como ganache o incluso una mermelada decadente.

PIES

1 1/4 tazas de harina de arroz integral

1/2 taza de almidón de patata

1/4 de taza de harina de tapioca

1/3 taza de cacao en polvo

1 cucharadita de goma xanthan

1 cucharadita de bicarbonato de sodio

1 taza de azúcar

2 cucharadas de harina de linaza

4 cucharadas de agua

1/2 taza de margarina no láctea, derretida

3/4 de taza de leche no láctea

relleno

1 receta <u>Esponjoso Glaseado estilo panadería</u>

- Precaliente el horno a 350°F. Forre una bandeja de galletas con una alfombra para hornear de silicona o engrase ligeramente.

- En un tazón grande, mezcle todos los ingredientes hasta la comida de linaza.

- En un tazón pequeño, mezcle la comida de linaza con el agua y deje reposar durante 5 minutos para formar un gel.

- Mezcle la semilla de lino preparada, la margarina derretida y la leche nondairy y mezcle bien para formar una masa espumosa.

- Pasa por cucharadas uniformemente redondeadas en la hoja de galletas a unas 2 pulgadas de distancia. Hornee durante 11 minutos y deje enfriar completamente antes de retirar cuidadosamente de la hoja de galletas. Una vez que las galletas se enfríen, extienda 2 cucharadas de escarcha estilo panadería esponjosa sobre una de las galletas y luego presione suavemente otra galleta en la parte superior y humeante suavemente para combinar. Repita hasta que todos los pasteles hayan sido ensamblados. Conservar cubierto en recipiente hermético durante un tiempo de hasta 3 días.

Una sabrosa baya: Añade un par de cucharadas de conservas de fresa en el esponjoso glaseado para hacer tartas de whoopie de chocolate con fresa.

Sándwiches de postre dulce

SÁNDWICHES DE HELADO DE BAYAS DE SÉSAMO

Hace 6 sándwiches de helado y helado de 1 cuarto

PARA HELADO

1 taza de leche de coco llena de grasa

8 onzas drenadas firm tofu de seda

3/4 de taza de néctar de agave

1 taza de frambuesas congeladas, descongeladas

1 cucharada de agua de rosas

1 cucharadita de extracto puro de vainilla

PARA GALLETAS

3/4 de taza de tahini

1/3 taza de néctar de agave

1/2 taza de azúcar morena clara empacada

2 cucharaditas de extracto puro de vainilla

1 taza de flnuestro propósito

3 cucharadas de semillas de sésamo

1/4 cucharadita de polvo de hornear

1/2 cucharadita desal marina fine

Leche sencilla no láctea sin endulza, según sea necesario

Para hacer El helado: Congela la bañera de tu heladería durante al menos 24 horas. Coloque todos los ingredientes en una licuadora y licúe hasta que estén perfectamente suaves. Traslado a la bañera congelada. Siguiendo las instrucciones del fabricante, prepare el helado hasta que esté firme. Colocar en el congelador hasta que esté listo para usar, para reafirmar aún más.

Para hacer las galletas: Precalentar el horno a 325 °F. Línea 2 hojas de galletas con alfombrillas para hornear de silicona o papel pergamino.

En un tazón grande, combine el tahini, el néctar de agave, el azúcar y la vainilla. Combine la harina, las semillas de sésamo, el polvo de hornear y la sal en otro tazón. Agregue encima de los ingredientes húmedos y revuelva hasta que se combinen. La textura de la masa variará dependiendo del grosor del tahini, por lo que si está demasiado seco, añadir suficiente leche nondairy para que la masa sea manejable y no desmenuzada. Saca 2 cucharadas de masa por galleta y aplana ligeramente. Repita para hacer 12 cookies. Las galletas no se propagan demasiado, pero no habrá suficiente espacio para todas ellas en una sola hoja. Coloque 6 cookies por hoja. Hornee de 12 a 14 minutos, o hasta que estén dorados. Deje enfriar la hoja durante un par de minutos antes de transferirlo a un bastidor de alambre para enfriar por completo. Coloque las galletas en el congelador durante 1 hora antes de emparedar con el helado.

Para ensamblar Los sándwiches: Deje reposar el helado a temperatura ambiente durante unos 15 minutos para suavizar. Coloca unas 2 cucharadas de helado entre 2 galletas y exprime ligeramente para extender el helado a los bordes. Envuelva firmemente en plástico y coloque los sándwiches en un plato. Colóquelo en el congelador durante 30 minutos para que el helado pueda reafirmarse de nuevo antes de disfrutar.

ROLL-UPS DE FRUTAS

Hace 4 roll-ups

PARA LA PROPAGACIÓN

1/4 de taza de mantequilla cremosa de maní sin endulzar

Pizca de sal, si la mantequilla de maní no está salida

1/4 de taza de puré de calabaza (no pastel filling)

1/2 cucharadita de canela molida o especia de pastel de calabaza

1/2 cucharadita de extracto puro de vainilla

2 cucharadas de jarabe de arce puro o néctar de agave

PARA ROLL-UPS

Cuatro tortillasde 8 pulgadas flnuestras tortillas

1/4 de taza de pasas empacadas, cerezas o arándanos secos

Plátanos maduros de 2 firm, pelados y cortados por la mitad a lo largo

1 receta de salsa de salsa de vainilla (ver receta) o

2 recipientes (6 onzascadauno) de yogur no lácteo con sabor a vainilla (opcional)

Para hacer La propagación: Combine todos los ingredientes en un tazón mediano.

Para ensamblar Los roll-ups: Unta 2 cucharadas generosas repartidas en el centro de cada tortilla, dejando un margen de 1 pulgada alrededor. Espolvorea 1 cucharada de pasas en una línea en el lado derecho de la tortilla (colócalos en la extensión para que actúe como pegamento) y coloca 1/2 de plátano encima. Enrolla las tortillas en un cigarro apretado y sumérgete en la salsa.

MINI BRIOCHES RELLENOS DE HELADO DE ALMENDRAS DE CHOCOLATE

Hace 8 mini brioches, 1 helado de pinta

PARA GELATO

1 1/3 tazas de leche de almendras sin endulza, dividida

1/3 a 1/2 taza de azúcar, al gusto

1/4 de taza de cacao en polvo sin endulzar

1/4 de taza de mantequilla de almendras tostadas

1 cucharadita de extracto puro de vainilla

Generoso 1/4 cucharadita de extracto de almendra pura (opcional)

Pizca desal marina fine

PARA BRIOCHES

Espray de cocción antiadherente

1 receta de masa de brioche (ver receta), preparada para después de la refrigeración

Jarabe de chocolate vegano, para servir (opcional)

Para hacer El helado: Congela la bañera de tu heladería durante al menos 24 horas. Combine todos los ingredientes en una licuadora, mezclándose hasta que estén perfectamente suaves. Siguiendo las instrucciones del fabricante, prepare el helado hasta que esté firme. Es posible que tenga que colocarlo en el congelador durante un par de horas, para obtener una textura más firme.

Para hacer Los brioches: Cubra ligeramente ocho sartenes mini brioche de 3 1/2 pulgadas con espray antiadherente. Divida la masa en 8 porciones, dé forma a cada una en una redonda y colóquelo en las sartenes. Humedezca ligeramente las manos y alisar la parte superior, si es necesario. Cubra libremente con envoltura de plástico y deje subir de 1 a 1 1/2 horas, hasta que se duplique.

Precalentar el horno a 400°F. Retire cuidadosamente la envoltura de plástico y hornee los mini brioches durante 10 minutos. Baja la temperatura a 350°F y hornea los brioches durante 6 minutos más, o hasta que sus tapas sean de un color marrón dorado profundo. Retírelos cuidadosamente de las sartenes y transfiéralos a un bastidor de alambre para enfriarlos.

Para ensamblar Los brioches: Deje reposar el helado a temperatura ambiente durante unos 15 minutos para suavizar. Usando un cuchillo afilado, saque un cono de la parte superior de cada brioche, lo suficientemente grande como para caber una pequeña cucharada de helado. Corta el extremo puntiagudo del cono de brioche para que el sombrero de copa sea plano. Coloque una pequeña cucharada de helado en su interior, y cubra con el sombrero de brioche. Rocíe con el jarabe de chocolate y sirva inmediatamente.

MANTEQUILLA DE MANGO Y JENGIBRE WHOOPIE PIES

Hace 8 pasteles de whoopie

PARA MANTEQUILLA DE MANGO

2 tazas de trozos de mango congelados

2 cucharadas de agua

1 cucharada de jugo de limón fresco

1/4 de taza de azúcar morena clara empacada

PARA GALLETAS

1/3 taza de mantequilla no láctea, a temperatura ambiente

3/4 de taza de azúcar morena clara empacada

3/4 de taza de mantequilla de mango

2 cucharadas de maicena

1 1/2 cucharaditas de jengibre molido

1/2 cucharadita desal marina fine

2 1/4 tazas de fltodo el propósitode nuestra

1 cucharadita de polvo de hornear

1/2 cucharadita de bicarbonato de sodio

PARA GLASEADO

2 cucharadas de acortamiento vegano

2 cucharadas de mantequilla no láctea

1/4 cucharadita de jengibre molido

11/2 tazas de azúcar en polvo, tamizado

1 cucharada de leche no láctea

1/2 cucharadita de extracto puro de vainilla

Para hacer la mantequilla de mango: Combine todos los ingredientes en una cacerola de tamaño mediano. Hierva, luego baje el fuego a medio y cocine durante 8 minutos, hasta que el mango esté lo suficientemente tierno como para machacar. Transferir a una licuadora (¡tenga cuidado al mezclar alimentos calientes!) y licúe hasta que quede perfectamente suave. Deja que se enfríe por completo.

Para hacer las galletas: Con una batidora eléctrica, batir la mantequilla y el azúcar hasta que estén esponjosos. Agregue la mantequilla de mango, la maicena, el jengibre y la sal y bata hasta que se combinen. Tamiza y combina la harina, el polvo de hornear y el bicarbonato de sodio en otro tazón. Agregue encima de los ingredientes húmedos y bata hasta que se combinen. La masa debe ser esponjosa, pero lo suficientemente gruesa como para sujetarse en la mano. Precalentar el horno a 350°F. Forre dos bandejas para hornear con papel pergamino. Saca 2 cucharadas de masa por galleta. Rueda entre las manos y aplana ligeramente. Coloque 2 pulgadas de distancia en las hojas de galletas. Repita para hacer 16 cookies. Hornee durante 12 minutos o hasta que esté listo. Enfríe en una rejilla de alambre.

Para hacer El glaseado: Crema el acortamiento y mantequilla con una batidora eléctrica hasta que quede suave. Agregue el jengibre y el azúcar. Mezcle a baja velocidad y, a continuación, bata hasta que se combine. Agregue la leche y la vainilla. Mezcle a baja velocidad hasta que se combine, luego bate a velocidad media durante 2 minutos hasta que esté esponjoso, deteniéndose ocasionalmente para raspar los lados del tazón con una espátula de goma.

Para ensamblar Los pasteles de whoopie: Esparce 1 cucharada generosa glaseado en la parte inferior de una galleta y cubre con otra galleta, presionando suavemente para extender el glaseado.

SÁNDWICHES DE PASTEL DE CRIANZA DE PLÁTANOS

Hace 8 sándwiches, helado de 12 oz, 3/4 de taza de caramelo

PARA HELADO

1 receta de salsa de salsa de vainilla (ver receta)

PARA PASTELES

Espray de cocción antiadherente

1 taza de puré de plátanos maduros

Escaso 2/3 taza de azúcar granulada

1/3 taza de aceite de oliva ligero

1 cucharada de polvo de raíz de flecha

1 cucharadita de extracto puro de vainilla

11/2 tazas de fltodo el propósitode nuestra

2 cucharaditas de polvo de hornear

1/2 cucharadita desal marina fine

PARA CARAMELO

2 cucharadas de mantequilla no láctea

1/2 taza de azúcar morena empacada

Pizca desal marina fine

1 cucharada de ron oscuro

1/4 de taza más 1 cucharada de crema llana no láctea sin endulza, dividida

2 cucharaditas de maicena

Para hacer El helado: Congela la bañera de tu heladería durante al menos 24 horas. Coloque la salsa de vainilla en la bañera fro-zen. Siguiendo las instrucciones del fabricante, prepare el helado hasta que esté firme. Coloque el helado en el congelador mientras prepara los pasteles y el caramelo.

Para hacer las tortas: Precalentar el horno a 350°F. Cubra ligeramente dos sartenes de 5 3/4 x 3 pulgadas con espray.

Combine los plátanos, el azúcar, el aceite, la raíz de flecha y la vainilla en un tazón grande. Tamiza y combina la harina, el polvo de hornear y la sal en otro tazón. Agregue encima de los ingredientes húmedos y revuelva hasta que se mezclen. Divida entre las sartenes preparadas. Hornee durante 35 minutos, o hasta que un palillo insertado en el medio salga limpio. Retire cuidadosamente los panes de las sartenes y deje enfriar completamente en una rejilla de alambre.

Para hacer El caramelo: Combine la mantequilla, el azúcar, la sal, el ron y 1/4 de taza de crema en una cacerola mediana y cocine a fuego medio-alto hasta que el azúcar se disuelva, aproximadamente 3 minutos. Combine las 1 cucharadas restantes de crema con la maicena, revolviendo para formar una pasta. Agregue la pasta al jarabe y cocine hasta que se espese ligeramente, aproximadamente 1 minuto. Retirar del fuego y mantener caliente.

Cuando esté listo para ensamblar, deje reposar el helado a temperatura ambiente durante unos 15 minutos para suavizarse. Corta ambos mini panes en 8 rebanadas. Coloque una mini cucharada (aproximadamente 3 cucharadas) de helado en la parte superior. Rocía la salsa de caramelo caliente sobre todo. Cubra con otra rebanada de pastel. Si lo prefieres, sirve con la cara abierta y duplica la diversión con helados y caramelos.

CREMA DE JENGIBRE CRÊPES CON PERAS

Hace 4 envolturas de crepé, 1 helado de pinta

PARA HELADO

11/4 tazas de yogur sencillo sin lácteos sin endulzar

3/4 de taza de queso crema no láctea

1/3 taza de azúcar

1 cucharada de jengibre molido, al gusto

PARA PERAS

2 cucharadas de concentrado de jugo de manzana descongelado

2 peras grandes firm, sin corazón y cortadas en cubos

2 cucharadas de azúcar morena clara empacada

PARA PANQUEQUES

2 cucharadas de mantequilla no láctea, derretida

11/2 cucharadas de maicena

1 taza de leche sencilla no láctea sin endulza

1 cucharadita de extracto puro de vainilla

Pizca desal marina fine

2 cucharadas de azúcar

1/2 taza de fltodo usode nuestro

1 cucharada de garbanzo flnuestro

Espray de cocción antiadherente

Para hacer El helado: Congela la bañera de tu heladería durante al menos 24 horas. Mezcle el yogur, el queso crema, el azúcar y el jengibre en un procesador de alimentos, deteniéndose a raspar los lados de vez en cuando, hasta que estén perfectamente suaves. Traslado a la bañera congelada. Siguiendo las instrucciones del fabricante, prepare el helado hasta que esté firme. Coloque el helado en el congelador mientras prepara el resto de la receta.

Para hacer Las peras: Combine el jugo y las peras en una cacerola pequeña a fuego medio. Cocine durante 4 minutos, o hasta que las peras estén tiernas pero no blandas. Agregue el azúcar y cocine hasta que se disuelva y caramelice, aproximadamente 2 minutos. reservar.

Para hacer Las crêpes: En un tazón grande, bate la mantequilla derretida con la maicena hasta que se disuelva. Agregue la leche, la vainilla, la sal y el azúcar. Tamizar las harinas en la parte superior, y batir hasta que estén completamente suaves.

Calienta una sartén antiadherente de 10 pulgadas a fuego medio-alto, aléjala de la estufa una vez que esté caliente y cúbrela cuidadosamente con espray. Colóquelo de nuevo en la estufa y agregue 1/3 taza de masa, inclinando la sartén para que la masa se diluya y cubra aproximadamente 7 pulgadas de la sartén. Cocine hasta que los bordes y la superficie estén claros de color marrón dorado, de 3 a 5 minutos. Voltea y cocina durante 1 a 3 minutos más, hasta que se dore ligeramente. Transfiéralo a un plato. Repita con el bateador restante para hacer 3 crêpes más.

SÁNDWICHES BROWNIE DE MANTEQUILLA DE MANÍ

Hace 7 sándwiches

PARA BROWNIES

2/3 taza de mantequilla no láctea

1 taza de azúcar morena empacada

2 cucharaditas de extracto puro de vainilla

1/4 de taza deyogur no lácteo liso o de vainilla

11/2 tazas de fltodo el propósitode nuestra

1/2 taza de cacao en polvo sin endulzar

1/2 cucharadita de polvo de hornear

1/2 cucharadita desal marina fine

PARA GLASEADO

1/2 taza de mantequilla de maní salada cremosa sin endulzar

3 cucharadas de acortamiento vegano

1/3 taza de azúcar en polvo tamizado

1/2 cucharadita de extracto puro de vainilla

Para hacer los brownies: Precalentar el horno a 350°F. Forre dos bandejas para hornear con papel pergamino o alfombrillas para hornear de silicona. Con una batidora eléctrica, crema la mantequilla, el azúcar, la vainilla y el yogur hasta que estén suaves. Tamizar y combinar la harina, el cacao, el polvo de hornear y la sal en otro tazón. Añádelos encima de los ingredientes húmedos y bate hasta que se combinen. La masa será suave y casi torta. Coloca 2 cucharadas de masa por galleta en la bandeja para hornear, dejando aproximadamente 2 pulgadas entre galletas. Aplanar ligeramente las galletas. Repita para hacer 14 cookies. Hornee durante 14 a 16 minutos (las galletas deben verse secas en la superficie) y retirarlas del horno. Transfiera cuidadosamente las cookies a un estante de refrigeración. Deje enfriar completamente antes de montar.

Para hacer El glaseado: Usando una batidora eléctrica, crema la mantequilla de maní y acortando hasta que quede suave. Agregue el azúcar en polvo y la vainilla, y bata hasta que quede esponjoso.

Para ensamblar Los sándwiches: Esparce 1 cucharada de mantequilla de maní glaseado en la parte inferior de un brownie. Arriba con la parte inferior de otro brownie. Repita con el resto de los brownies y glaseado.

OREO WAFFLEWICHES

Hace 3 o 6 wafflewiches

Para gofres

1 taza de soja lisa, vainilla o chocolate

1/3 taza de azúcar

1/4 de taza de mantequilla no láctea, derretida

1/4 cucharadita de sal marina fina

1 cucharadita de extracto puro de vainilla

1 taza de harina multiusos

1/4 de taza de cacao en polvo procesado por los holandeses

1 cucharadita de polvo de hornear

1 1/2 cucharada de maicena

espray de cocción antiadherente

Para glaseado

2 cucharadas de acortamiento vegano

2 cucharadas de mantequilla no láctea

1 1/2 taza de azúcar en polvo tamizado

1 cucharada de leche no láctea

1/2 cucharadita de extracto puro de vainilla

Por servir

Jarabe de chocolate vegano (opcional)

Para hacer Los gofres: Combine la leche, el azúcar, la mantequilla derretida, la sal y la vainilla en un tazón grande. Combine la harina, el cacao, el polvo de hornear y la maicena en otro tazón. Añadir encima de los ingredientes húmedos y batir para combinar y eliminar bultos, teniendo cuidado de no mezclar en exceso. Cocine los gofres de acuerdo con las instrucciones de plancha de gofres con spray de cocción antiadherente. Los gofres están listos cuando se ven secos en la superficie, lo que debe tomar aproximadamente 6 minutos. Usted debe obtener 1 1/2 waffles del tamaño belga, o 2 a 3 gofres de tamaño estándar. Para obtener la nitidez por la que se conocen las galletas Oreo, deberá brindar por los gofres en un horno tostadora antes de servir. Asegúrese de dejarlos enfriar en un bastidor de alambre durante unos 20 minutos antes de agregar el glaseado.

Para hacer El glaseado: Crema el acortamiento y mantequilla con una batidora eléctrica hasta que quede suave. Agregue lentamente el azúcar. Mezcle a baja velocidad y, a continuación, bata hasta que se combine. Añadir la leche y la vainilla y batir a baja velocidad hasta que se combinen, luego batir a velocidad media durante 2 minutos hasta que esté esponjoso, deteniéndose ocasionalmente para raspar los lados del tazón con una espátula de goma.

Para ensamblar Los wafflewiches: Rompe los waffles en cuartos. Divida el glaseado por igual entre la mitad de los cuartos, o ajuste la cantidad a su gusto personal. Cubra con los cuartos de waffle restantes. Rocíe el jarabe de chocolate encima antes de servir.

Grapas

PAN DE REMOLINO DE CANELA

Hace 1 pan

Para la masa

3 tazas de harina multiusos, más si es necesario

1/4 de taza de gluten vital de trigo

1/4 de taza de azúcar morena clara empacada

1 cucharadita de sal marina fina

1 taza de leche de almendras, tibia

2 cucharadas de aceite de canola

2 cucharaditas de levadura instantánea

1/2 cucharadita de aceite de canola

espray de cocción antiadherente

Para llenar

1 cucharada de polvo de raíz de flecha

1 cucharada de agua tibia

1/4 de taza de azúcar morena clara empacada

1 cucharada de canela molida

Para hacer la masa: En un tazón grande, combine la harina, el gluten, el azúcar y la sal. Agregue la leche y el aceite y revuelva para combinar. Añade la levadura. Usando una batidora de soporte equipada con un gancho de masa, mezcle hasta que se forme una masa. Agregue harina extra, 1 cucharada a la vez, si es necesario. Mezcle durante unos 6 minutos. Alternativamente, si no tienes una batidora de soporte, transfiere la masa a una superficie ligeramente enharinada y amasar durante 8 a 10 minutos, hasta que la masa sea suave y flexible. Engrase ligeramente un tazón grande y coloque la masa en él. Voltea a la capa. Cubra firmemente con envoltura de plástico y deje subir durante 60 a 90 minutos, hasta que se duplique. Cubra ligeramente una sartén de 8 x 4 pulgadas con espray.

Para hacer el relleno: Combine todos los ingredientes en un tazón pequeño. Tenga en cuenta que si el relleno es demasiado grueso para ser esparcido, puede agregar sólo un poco de agua tibia extra a él. No agregues demasiado: debe ser grueso y esparcible, pero no verter. Golpea suavemente la masa. Despliegue en un rectángulo de 8 x 18 pulgadas con un rodillo. Extienda cuidadosamente el relleno por todas partes en una capa delgada, dejando menos de 1 pulgada alrededor de los bordes. Enrolle firmemente la masa comenzando en el lado corto y colóquela, con el lado de la costura hacia abajo, en la sartén engrasada. Cubra holgadamente con envoltura de plástico y deje subir hasta que la masa sólo alcance ligeramente los picos sobre la parte superior de la sartén, entre 30 y 60 minutos. Precalentar el horno a 350°F. Coloque una hoja de papel de aluminio debajo de la sartén por si el relleno debe escapar, y hornee durante 30 minutos, o hasta que se dore y la parte inferior del pan suene hueca cuando se toca. Retirar de la sartén y dejar enfriar completamente antes de cortar.

bollo suizo

Hace 1 pan

1 cucharada de maicena

1/2 taza de agua, dividida

1/2 taza de leche de coco llena de grasa, a temperatura ambiente

3 cucharadas de azúcar

1/2 cucharadita de sal marina fina

2 tazas de harina multiusos

1 cucharada de levadura instantánea

1/4 de taza de mantequilla fría no láctea, cortada en trozos pequeños

espray de cocción antiadherente

Combine la maicena y 2 cucharadas de agua en un tazón profundo apto para microondas y revuelva para disolver el almidón. Agregue las 6 cucharadas restantes de agua, revuelva bien y cocine durante 1 minuto, o hasta que la mezcla esté ligeramente gelatinosa, espesada y nublada. Alternativamente, haga esto en la estufa en una cacerola pequeña, hasta que se logren los mismos resultados, de 1 a 2 minutos. Deje enfriar completamente antes de usarlo.

Batir la mezcla de maicena, leche, azúcar y sal en el tazón de una batidora de pie equipada con un gancho de masa. Agregue la harina y la levadura en la parte superior. Mezcle a velocidad media durante 2 minutos, iniciando la cuenta atrás y elevando la velocidad a medio-alto una vez que los ingredientes están empezando a combinarse.

Agregue lentamente la mantequilla mientras la batidora está encendida. Una vez que toda la mantequilla esté dentro, mezcle a velocidad media-alta durante 4 minutos, deteniéndose a empujar la mantequilla hacia abajo con una espátula si se pega a los lados del tazón. No agregue harina adicional; es normal que la masa parezca una masa. Recogerlo en el centro del recipiente con una espátula de goma, cubrir firmemente el recipiente con envoltura de plástico, y dejar parado durante 45 minutos. Esta vez sirve principalmente para asegurar una humedad adecuada.

Utilice una espátula de goma para desinflar suavemente la masa y recogerla de nuevo en el centro del recipiente. Cubra firmemente con envoltura de plástico de nuevo, y refrigere durante 18 horas.

Cubra una sartén de 8 x 4 pulgadas con espray. Utilice una espátula de goma para desinflar suavemente la masa rígida. Coloque la masa en la sartén y alisar la parte superior con las manos ligeramente humedecidas si es necesario. Cubra libremente con envoltura de plástico y deje subir durante 1 1/2 a 2 horas, hasta que se duplique.

Precalentar el horno a 400°F. Retire cuidadosamente la envoltura de plástico y hornee el brioche durante 10 minutos. Baje la temperatura a 350 °F, y hornee durante 15 a 20 minutos más, hasta que alcance un color marrón dorado profundo en la parte superior. Retire cuidadosamente de la sartén, transfiérala a una rejilla de alambre y deja enfriar por completo.

PAN VERDE MONSTRUO

Hace 1 pan

1 taza empacada de rúcula o espinaca

1 cucharada de ajo picado

1 1/4 tazas de agua tibia

2 cucharadas de aceite de oliva ligero

3 1/2 tazas de flnuestro multiusos, más si es necesario

2 cucharadas de gluten vital de trigo

2 cucharaditas de levadura instantánea

2 cucharadas de azúcar

1 cucharadita de sal marina

1/2 cucharadita de aceite de canola

Espray de cocción antiadherente

Coloque la rúcula, el ajo, el agua y el aceite en una licuadora; mezclar hasta que quede suave. En un tazón grande, combine la harina, el gluten, la levadura, el azúcar y la sal. Agregue los ingredientes húmedos a la sequedad. Usando una batidora de soporte equipada con un gancho de masa, mezcle durante unos 6 minutos, hasta que se forme una masa. Agregue más harina, 1 cucharada a la vez mientras se mezcla, si es necesario.

Alternativamente, si no tienes una batidora de soporte, transfiere la masa a una superficie ligeramente enharinada y amasar durante 8 a 10 minutos, añadiendo 1 cucharada de harina a la vez si es necesario, hasta que la masa esté suave y flexible.

Engrase ligeramente un tazón grande y coloque la masa en él. Voltea a la capa. Cubra firmemente con envoltura de plástico y deje subir durante 60 a 90 minutos, hasta que se duplique.

Cubra ligeramente una sartén de 8 x 4 pulgadas con espray. Golpee suavemente la masa y presione hacia abajo en la sartén. Cubra holgadamente con envoltura de plástico y deje subir hasta que la masa alcance 1 pulgada sobre la parte superior de la sartén, entre 30 y 60 minutos.

Precalentar el horno a 375°F. Retire cuidadosamente la envoltura de plástico y hornee durante 30 minutos, o hasta que el marrón dorado y la parte inferior del pan suenen huecos cuando se toquen. Retirar de la sartén, transferir a un bastidor de alambre, y dejar enfriar antes de cortar.

CONVERSIONES MÉTRICAS

Las recetas de este libro no han sido probadas con mediciones métricas, por lo que podrían producirse algunas variaciones.

Recuerde que el peso de los ingredientes secos varía según el factor de volumen o densidad: 1 taza de harina pesa mucho menos de 1 taza de azúcar, y 1 cucharada no necesariamente tiene 3 cucharaditas.

Fórmula general para la conversión métrica

Onzas a gramos	multiplican onzas por 28.35
Gramos a onzas	multiplican onzas por 0.035
Libras a gramos	multiplican libras por 453.5
Libras a kilogramos	multiplican libras por 0.45
Copas a litros	multiplican tazas por 0.24
Fahrenheit a Celsius	restan 32 de Fahrenheit

temperatura, multiplicarse por 5, dividir por 9

Celsius a Fahrenheit   multiplican la temperatura celsius por 9,

dividir por 5, añadir 32

Mediciones de volumen (líquido)

1 cucharadita = 1/6 onza líquida = 5 mililitros

1 cucharada = 1/2 onza líquida = 15 mililitros 2 cucharadas = 1 onza fluida = 30 mililitros

1/4 de taza = 2 onzas fluidas = 60 mililitros

1/3 taza = 2 onzas líquidas 2/3 = 79 mililitros

1/2 taza = 4 onzas fluidas = 118 mililitros

1 taza o 1/2 pinta = 8 onzas fluidas = 250 mililitros

2 tazas o 1 pinta = 16 onzas fluidas = 500 mililitros

4 tazas o 1 cuarto = 32 onzas fluidas = 1.000 mililitros

1 galón = 4 litros

Equivalentes de temperatura del horno, Fahrenheit (F) y Celsius (C)

100 grados Fahrenheit - 38 grados Fahrenheit

200 grados Fahrenheit - 95 grados Fahrenheit

250 grados Fahrenheit - 120 grados Fahrenheit

300 grados Fahrenheit - 150 grados Fahrenheit

350 grados Fahrenheit - 180 grados Fahrenheit

400 grados Fahrenheit a 205 grados Fahrenheit

450 grados Fahrenheit - 230 grados Fahrenheit

Mediciones de volumen (seco)

1/4 cucharadita = 1 mililitro

1/2 cucharadita = 2 mililitros

3/4 cucharadita = 4 mililitros 1 cucharadita = 5 mililitros

1 cucharada = 15 mililitros

1/4 de taza = 59 mililitros

1/3 taza = 79 mililitros

1/2 taza = 118 mililitros

2/3 taza = 158 mililitros

3/4 de taza = 177 mililitros 1 taza = 225 mililitros

4 tazas o 1 cuarto = 1 litro

1/2 galón = 2 litros 1 galón = 4 litros

Mediciones lineales

1/2 in = 11x2 cm

1 pulgada = 21/2 cm

6 pulgadas = 15 cm

8 pulgadas = 20 cm

10 pulgadas = 25 cm

12 pulgadas = 30 cm

20 pulgadas = 50 cm

CPSIA information can be obtained
at www.ICGtesting.com
Printed in the USA
LVHW082004180521
687789LV00002B/52